認知症・もの忘れ予防に！

脳に活力を与える最強トレーニング 数字パズル

やさしいナンプレ編

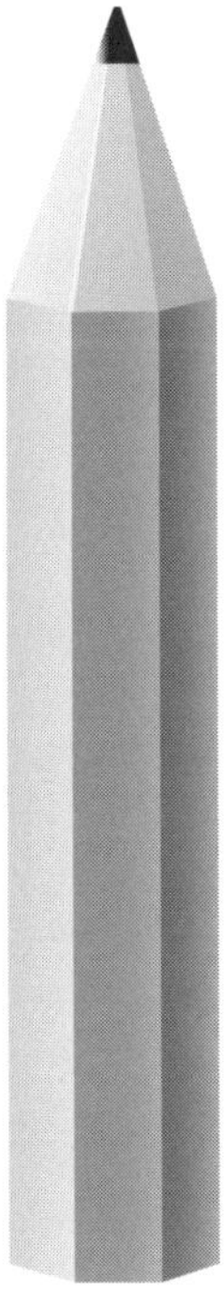

エデュケーショナルパズル研究会

【編著】

いかだ社

はじめに

認知症を防ぎ、もの忘れしないための脳をつくるトレーニング！

　この本は、いつまでも衰えを知らない頭脳をつくり、活力のある毎日を送っていただくためのナンプレパズル本です。

　初めての方でもすぐ始められるように、解き方の手順を分かりやすく細かに解説しています。問題はやさしいレベル１～３を載せており、コツがつかめたところでレベルを上げた問題を入れたりと、飽きることなく楽しみながら続けられる構成になっています。

　脳を使い続けることが老化を防ぎ、トレーニングになります。自分に合ったペースでゆったりと取り組みましょう。それが長続きの秘訣です。途中でつまったら止めてもいいのです。焦って解く必要はありません。一息つくことで心にゆとりができ、頭をリフレッシュさせることが更なる刺激となり、脳が活発化していきます。

　問題が解けたときの充実感・達成感は格別です。いつでもどこでも始められるナンプレが、皆さんのいきいきとした生活の一助となることを願っています。

もくじ

9 × 9 ナンプレの解き方 …………… P.4 ～ P.16

問　題 …………… P.17 ～ P.82

解　答 …………… P.83 ～ P.94

レベルの目安

リボンの切れこみで
各レベルを表しています。

… レベル 1

… レベル 2

… レベル 3

3

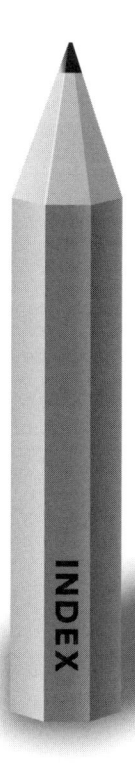

ナンプレの解き方

ルールをしっかりと覚えましょう！
解き方のルール

同じ**タテ列**に１～９の数字が１回ずつ入ります。

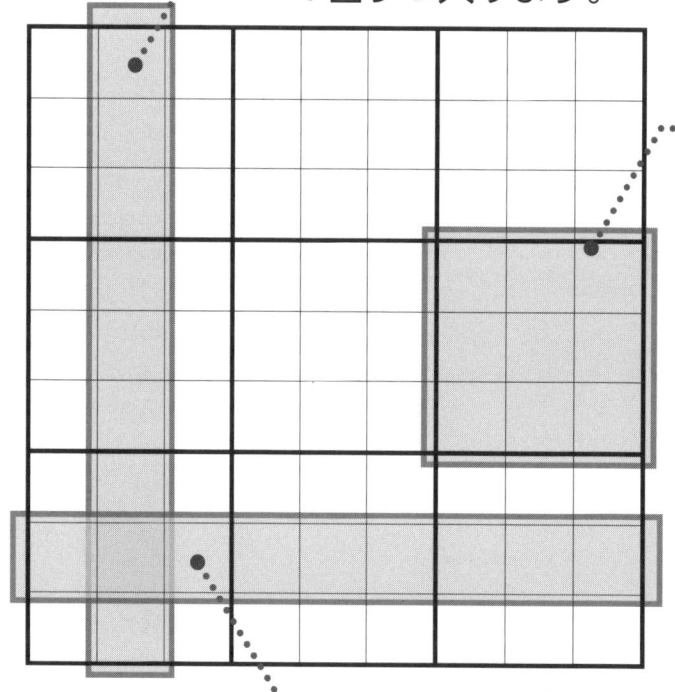

同じ太い線で囲まれた部分（**ブロック**といいます）に１～９の数字が１回ずつ入ります。

同じ**ヨコ列**に１～９の数字が１回ずつ入ります。

基本のルールは、これだけです。

解いていく上でマスの場所がわかるように、図のように記号をつけています。

タテ列は各 **A 〜 I**、
ヨコ列は各**あ〜け**、
ブロックは**ブロック1〜ブロック9**としています。

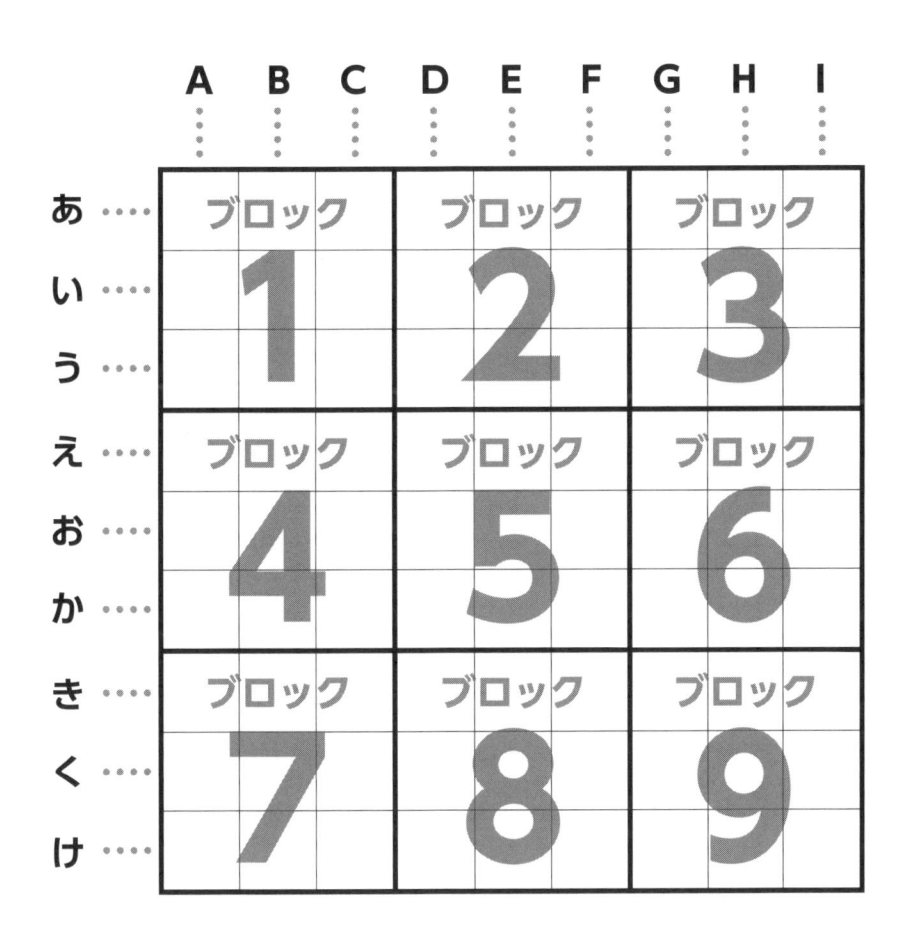

	A	B	C	D	E	F	G	H	I
あ		ブロック1			ブロック2			ブロック3	
い									
う									
え		ブロック4			ブロック5			ブロック6	
お									
か									
き		ブロック7			ブロック8			ブロック9	
く									
け									

以降の説明のために、覚えておきましょう。

私といっしょに解いてみましょう！

最初は時間がかかって当たり前です。ゆっくり自分のペースで解いていくことが長続きする秘訣でもあります。時間を記入することで目安でもあり励みにもなります。慣れていくと驚きが待っています。

〈例 題〉

日　付　　/　　/
目標タイム　　：　：
実際かかったタイム　：　：

日付、時間を記入しましょう。

3	1	9		2		4	6	8
			8					
8	5			1			9	3
			9		2		3	
1		5				6		2
	7		1		4			
9	6			8			2	4
					7			
4	2	8		9		5	7	1

クリアした番号をチェック　1 2 3 4 5 6 7 8 9

全てのマスを埋めると１から９の数字は必ず各９個あります。
この欄で、９個埋まった数字をチェックして確認しましょう。

ヨコ列を見て、ブロックに入る数字を考えてみます。

ブロック7の◎に入る数字を考えてみましょう。
ヨコ列**く**とヨコ列**け**にはすでに7が入っていますので、◎には7が確定します。

	A	B	C	D	E	F	G	H	I
あ	3	1	9		2		4	6	8
い				8					
う	8	5			1			9	3
え				9		2		3	
お	1		5				6		2
か		7		1		4			
き	9	6	◎		8			2	4
く						7			
け	4	2	8		9		5	7	1

次に同じ要領で、**ブロック7**の**タテ列 C**の◎に入る数字を考えてみます。

タテ列 Aと**タテ列 B**にはすでに1がありますので、最初に入った7の数字の下に1が確定します。**ブロック7**を見ると、残る二マスに入る数字は3と5です。**タテ列 A**と**タテ列 B**を見ると、すでに3と5が入っていますので、残り二マスにダブらないように入れます。左から5、3を入れて**ブロック7**はすべてが埋まります。

	A	B	C	D	E	F	G	H	I
あ	3	1	9		2		4	6	8
い				8					
う	8	5			1			9	3
え				9		2		3	
お	1		5				6		2
か		7		1		4			
き	9	6	7		8			2	4
く			◎			7			
け	4	2	8		9		5	7	1

同じ要領で**ブロック1**の◎に入る数字を考えます。

タテ列Bと**タテ列C**を見ると、すでに7が入っているので、◎には7が確定します。
この7が確定したことで、**ブロック3のヨコ列い**には7は入らないことが分かります。よって**ブロック3**の☆に入る数字はおのずと7になります。

	A	B	C	D	E	F	G	H	I
あ	3	1	9		2		4	6	8
い	◎			8					
う	8	5			1		☆	9	3
え				9		2		3	
お	1		5				6		2
か		7		1		4			
き	9	6	7		8			2	4
く	5	3	1			7			
け	4	2	8		9		5	7	1

次に、**ブロック2**の◎と☆に入る数字を考えます。この二マスに入る可能性がある数字は5と7です。**ヨコ列い**と**ヨコ列う**にはすでに7が入っているので、どちらかに7が入ることがわかります。ここで**タテ列**を見てみます。すると、**タテ列F**にはすでに7が入っているので、☆には7が入らないので◎に7が確定し、☆に5が確定します。

	A	B	C	D	E	F	G	H	I
あ	3	1	9	◎	2	☆	4	6	8
い	7			8					
う	8	5			1		7	9	3
え				9		2		3	
お	1		5				6		2
か		7		1		4			
き	9	6	7		8			2	4
く	5	3	1			7			
け	4	2	8		9		5	7	1

さらに、**ブロック2**の◎に入る数字を考えます。
ここでは、**タテ列**と**ヨコ列**の両方向から見て数字を
考えていきます。

ブロック2の中にまだ入っていない数字（3,4,6,9）
のうち、**タテ列D**と**タテ列E**に共通して入っている
数字は9です。さらに、**ヨコ列う**にも9が入っている
ことがわかります。ということで、◎に入る数字は9
となります。次に、☆を考えます。**ブロック2**に入っていない数字は（3,4,6）です。**ヨコ列う**に3が入っているので、☆に入る数字は3となります。

	A	B	C	D	E	F	G	H	I
あ	3	1	9	7	2	5	4	6	8
い	7			8	☆	◎			
う	8	5			1		7	9	3
え				9		2		3	
お	1		5				6		2
か		7		1		4			
き	9	6	7		8			2	4
く	5	3	1			7			
け	4	2	8		9		5	7	1

ブロック2の残り二マス◎と☆に入る数字を考えます。

この二マスに入る数字は4と6ということがわかりますが、**タテ列F**にはすでに4が入っているので◎に6が確定し、残りの☆に4が確定します。

そうすると、**ヨコ列う**の◇には2が入ります。

	A	B	C	D	E	F	G	H	I
あ	3	1	9	7	2	5	4	6	8
い	7			8	3	9			
う	8	5	◇	☆	1	◎	7	9	3
え				9		2		3	
お	1		5				6		2
か		7		1		4			
き	9	6	7		8			2	4
く	5	3	1			7			
け	4	2	8		9		5	7	1

ブロック1の◎と☆に数字を入れましょう。

ブロック1の中にまだ入っていない数字は4と6です。**タテ列B**を見るとすでに6が入っていますので、◎には4が確定します。
それに伴い☆には6が入ります。

	A	B	C	D	E	F	G	H	I
あ	3	1	9	7	2	5	4	6	8
い	7	◎	☆	8	3	9			
う	8	5	2	4	1	6	7	9	3
え				9		2		3	
お	1		5				6		2
か		7		1		4			
き	9	6	7		8			2	4
く	5	3	1			7			
け	4	2	8		9		5	7	1

ブロック4の**タテ列 B**と**タテ列 C**のマスを埋めましょう。（**ヨコ列**の数字をよく見てください）
タテ列 Bの残りの数字は8と9。**ヨコ列え**をよく見ると入れる数字がわかります。**タテ列 C**の残りの数字は3と4。**ヨコ列か**をよく見てみると…。

次に**ブロック3**の空いている**ヨコ列**三マスを埋めていきましょう。残りの数字は 1、2、5。まず2はどこに入るか**タテ列 H,I**をよく見て確定させましょう。

	A	B	C	D	E	F	G	H	I
あ	3	1	9	7	2	5	4	6	8
い	7	4	6	8	3	9			
う	8	5	2	4	1	6	7	9	3
え				9		2		3	
お	1		5				6		2
か			7		1		4		
き	9	6	7		8			2	4
く	5	3	1			7			
け	4	2	8		9		5	7	1

14

ブロック5の◎に数字を入れましょう。
タテ列Dと**タテ列E**をよく見れば入れる数字が…。

つづいて**ブロック5**の☆に数字を入れましょう。
ここは新しいテクニックです。**ヨコ列お**と**タテ列D**と交差しているのがポイントです。**ヨコ列お**と**タテ列D**に入っている数字は1、2、4、5、6、7、8、9。ルールに従い、これらの数字は◎には入りません。よって☆には3が入ります。

	A	B	C	D	E	F	G	H	I
あ	3	1	9	7	2	5	4	6	8
い	7	4	6	8	3	9	2	1	5
う	8	5	2	4	1	6	7	9	3
え		8	4	9		2		3	
お	1	9	5	☆		◎	6		2
か		7	3	1		4			
き	9	6	7		8			2	4
く	5	3	1			7			
け	4	2	8		9		5	7	1

〈解 答〉

これまでのテクニックを使って、残りのマスに数字を入れて完成させましょう。

3	1	9	7	2	5	4	6	8
7	4	6	8	3	9	2	1	5
8	5	2	4	1	6	7	9	3
6	8	4	9	5	2	1	3	7
1	9	5	3	7	8	6	4	2
2	7	3	1	6	4	8	5	9
9	6	7	5	8	1	3	2	4
5	3	1	2	4	7	9	8	6
4	2	8	6	9	3	5	7	1

やさしいナンプレ編

数字パズル

全65問

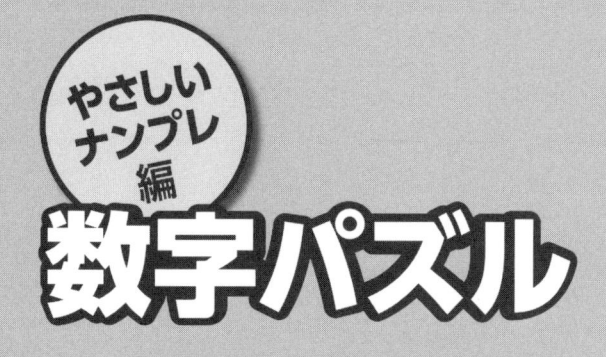

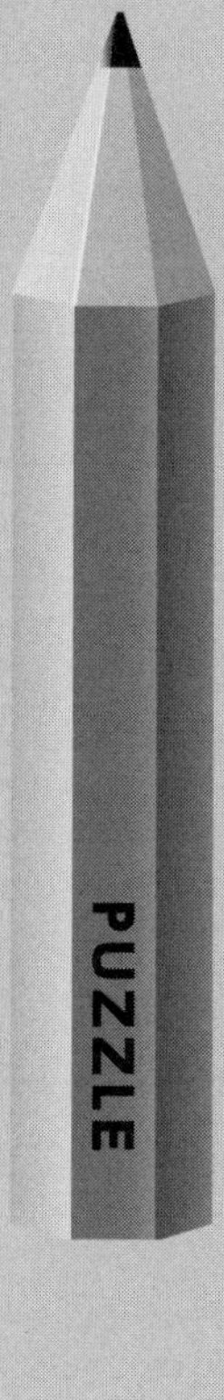

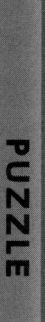

01

日　付　　　／　　　／

目標タイム　　　　：　　：

実際かかったタイム　　：　　：

ヒント：★から解いてみましょう。

8		4		9		2		6
	7	8		5	4			
3	5		1		4		7	8
6				3				5
	7	9				3	6	
1				4				9
9	3	★	6		2		4	7
		5	3		1	6		
7		2		5		8		1

クリアした番号をチェック：1　2　3　4　5　6　7　8　9

日　付　　/　　/

目標タイム　　：　：

実際かかったタイム　　：　：

02

ヒント：★から解いてみましょう。

	8	9	7	6		4	1	
2	7			4	1		8	3
1	★				3			5
	4	6		3				7
5	2						6	1
8				2		3	4	
7			6					8
6	9		3	1			5	4
	5	2		7	9	1	3	

クリアした番号をチェック　1 2 3 4 5 6 7 8 9

03

日　付　　　／　　／
目標タイム　　　：　　：
実際かかったタイム　　：　　：

ヒント：★から解いてみましょう。

6	2			7	1	9		8
		7						6
	3		9	2	6	5	★	
	5			9	7	6	4	3
4	6						9	7
7	8	9	3	6			5	
		5	7	1	8		6	
3						7		
9		8	6	3			1	2

クリアした番号をチェック： 1 2 3 4 5 6 7 8 9

04

日　付　　/　　/

目標タイム　　：　：

実際かかったタイム　　：　：

ヒント：★から解いてみましょう。

4	5		1		2		6	3
7	★	6				2		9
	8		6		9		1	
2		8	9		7	6		5
				6				
1		7	2		5	9		4
	2		7		1		5	
6		1				4		8
5	7		4		6		9	2

クリアした番号をチェック	1	2	3	4	5	6	7	8	9

05

日　付　　　／　　／
目標タイム　　：　：
実際かかったタイム　：　：

ヒント：★から解いてみましょう。

9	8	3		4	2		7	1
1			7		5	3		2
	5				1			8
6	7	4					5	
3				8		7		4
		2				9	1	7
8				9		★	3	
4		2		5		3		6
7	3			2	6		1	4	9

クリアした番号をチェック： 1 2 3 4 5 6 7 8 9

06

日　付　　　／　　／
目標タイム　　　：　：
実際かかったタイム　：　：

	7		2	9			8	
8		9	4		3			7
	2		5			6		
2	8	1					5	
5				4				2
	9					8	1	3
		6		8		3		
9			6		5	1		8
	5			7	4		9	

クリアした番号をチェック 1 2 3 4 5 6 7 8 9

07

日　付　　　/　　/
目標タイム　　　：　：
実際かかったタイム　：　：

			6		2	4		5
			3	1	9		8	
		8		7				9
6	8			9			4	2
	7	9				8	1	
4	3			2			5	6
7				5		3		
	2		8	3	7			
8		3	9		4			

クリアした番号をチェック　1　2　3　4　5　6　7　8　9

08

日　付　　　　／　　／
目標タイム　　　　：　：
実際かかったタイム　：　：

4		8	3		9	1		7
	1			8			5	
7		3	5		1	4		8
8		7		3		2		9
	3						8	
9		5		7		6		1
5		1	9		6	8		3
	9			1			7	
3		6	7		2	9		4

クリアした番号をチェック: 1 2 3 4 5 6 7 8 9

09

日　付　　/　　/

目標タイム　　：　：

実際かかったタイム　　：　：

5			7	2	3			1
2		3				4		5
	1	7	6		4	8	3	
	9		2		1		6	
7		2				1		4
	3		4		5		2	
	7	9	1		8	2	5	
8		5				3		7
1			5	3	7			8

クリアした番号をチェック	1	2	3	4	5	6	7	8	9

10

日　付　　／　　／

目標タイム　　：　：

実際かかったタイム　　：　：

	5		3	7		9	8	
3	9			2	1		6	7
6		2	5			1		
	6			3		8		4
7	8						3	5
2		3		1			7	
		7			4	3		6
5	1		7	6			2	8
	3	6		8	2		5	

クリアした番号をチェック	1	2	3	4	5	6	7	8	9

11

日　付　　／　　／

目標タイム　　：　：

実際かかったタイム　　：　：

2		6	1					8
	4			5	7		6	
		1	2		6	3		9
	8	2	3		4	5		7
	7			2			1	
3		5	6		9	8	2	
4		9	8		5	1		
	3		4	6			8	
5					1	4		6

クリアした番号をチェック	1	2	3	4	5	6	7	8	9

日　付　　/　　/

目標タイム　　:　　:

実際かかったタイム　　:　　:

12

		4	3	2	8		7	
1		8		6	9			
		3				9	6	8
3	1		8		4			9
6	4			3			5	7
8			6		5		1	4
5	8	2				7		
			4	8		1		5
	9		7	5	3	2		

クリアした番号をチェック	1	2	3	4	5	6	7	8	9

13

日　付　　/　　/

目標タイム　　：　：

実際かかったタイム　　：　：

	6						8	
5		9	2		3	1		6
	3		9		1		2	
	5	1		4		3	9	
			1		2			
	2	6		7		4	1	
	1		4		8		3	
4		8	3		7	2		5
	7						4	

クリアした番号をチェック	1	2	3	4	5	6	7	8	9

日　付　　／　　／

目標タイム　　：　　：

実際かかったタイム　　：　　：

14

		5					6	
	9	3	8	2			4	5
1	6	8			5	2		
	8		7		2	4		
	7						8	
		2	5		1		9	
		9	3			5	7	4
8	5			9	4	6	1	
	1					8		

クリアした番号をチェック	1	2	3	4	5	6	7	8	9

15

日　付　　/　　/

目標タイム　　:　　:

実際かかったタイム　　:　　:

1	9			8			7	6
5	6		2		7		3	8
2				6				4
	2		5	4	6		8	
7		6				4		9
	5		7	1	9		2	
6				5				7
9	4		8		1		6	2
8	7			3			1	5

クリアした番号をチェック	1	2	3	4	5	6	7	8	9

16

日　付　　　／　　／
目標タイム　　　：　：
実際かかったタイム　：　：

		9	7	5		6	4	
7			6			2		
6	2	8		1		3	7		9
		7				3	9	2
5			2		4			6
9	1	2				5		
8		6	4		5	9	1	3
		1			7			5
	5	4		6	1	8		

クリアした番号をチェック 1 2 3 4 5 6 7 8 9

17

日　付　　　/　　/
目標タイム　　　：　：
実際かかったタイム　：　：

	7		5		4			
9		4		8	6	5	7	
	1			3		9	6	2
4		5	9			3	6	2
	6						9	
3	9	7			2	4		1
	4	6	7		1		3	
	3	2	6	5		7		9
			2		3		8	

クリアした番号をチェック　1　2　3　4　5　6　7　8　9

日　付　／　／

目標タイム　：　：

実際かかったタイム　：　：

18

3		6				1	9	7
5		9		6	7			
8			9		4		6	2
	1	4		8		2		
	5						4	
		3		7		8	1	
4	3		7		9			1
			6	4		9		5
9	6	5				3		4

クリアした番号をチェック	1	2	3	4	5	6	7	8	9

19

日　付　　　／　　／
目標タイム　　　：　：
実際かかったタイム　：　：

		9	4				3	
				7		4		2
4		2	9	6	3		1	
3		8			5	1		
	4	5				9	2	
		7	1			5		8
	9		8	4	6	3		7
8		6		5				
	7				2	6		

クリアした番号をチェック: 1 2 3 4 5 6 7 8 9

日　付　／　／

目標タイム　：　：

実際かかったタイム　：　：

20

8			1		6			4
5								7
1	3	6		4		8	2	9
4				7				1
		7	8		2	5		
3				6				8
2	8	9		1		6	7	5
7								2
6			9		7			3

クリアした番号をチェック	1	2	3	4	5	6	7	8	9

21

日　付　　　/　　　/
目標タイム　　　：　：
実際かかったタイム　：　：

			7		4			
	7	1					4	5
		9	6	8	5		1	
1		8				9		4
		6		7		2		
7		5				3		1
	8		3	2	1		4	
	1	2				6	3	
			4		6			

クリアした番号をチェック　1 2 3 4 5 6 7 8 9

日　付　　/　　/

目標タイム　　　　：　：

実際かかったタイム　：　：

22

	4	6		1				2
1			5		3	7	8	
8			7		4		1	
	9	8		5		2	6	
3			9	7	2			1
	1	7		8		3	5	
	8		1		7			5
	7	2	6		8			3
6				9		4	7	

クリアした番号をチェック	1	2	3	4	5	6	7	8	9

23

日　付　　　／　　／
目標タイム　　：　：
実際かかったタイム　：　：

		1	6				9	
		9		8	3		5	
	2	6	9	7	5		4	8
			3			2	7	
5		2				4		1
	3	4			7			
2	6		7	3	8	9	1	
	8		4	1		5		
	1				2	7		

クリアした番号をチェック 1 2 3 4 5 6 7 8 9

日　付　／　／

目標タイム　：　：

実際かかったタイム　：　：

24

		6				5		
8	5		1		3		2	4
2		3		8		1		7
	3		8		9		6	
		1				4		
	6		3		2		1	
7		4		6		3		8
3	1		5		7		4	6
		5				2		

クリアした番号をチェック	1	2	3	4	5	6	7	8	9

25

日　付　　/　　/

目標タイム　　：　：

実際かかったタイム　　：　：

5				8	4	9	2	
			2		3	1		6
							4	5
	7			1			9	2
1			3		5			8
8	6			9			3	
7	3							
9		6	1		2			
	5	4	7	6				3

クリアした番号をチェック	1	2	3	4	5	6	7	8	9

日　付　／　／

目標タイム　：　：

実際かかったタイム　：　：

26

3	7			6			4	9
			1		9			
	1		3		4		5	
	9	3	2		7	4	8	
5								1
	4	6	8		3	7	9	
	2		4		5		6	
			6		1			
6	5			9			1	8

クリアした番号をチェック	1	2	3	4	5	6	7	8	9

27

日　付　　/　　/

目標タイム　　:　　:

実際かかったタイム　　:　　:

	1			4			2	
5		7	6		2	4		1
	8			1			3	
	6		4		3		8	
3		8				9		5
	5		1		8		6	
	9			6			7	
4		6	9		1	8		2
	2			7			4	

クリアした番号をチェック	1	2	3	4	5	6	7	8	9

28

日　付　　　／　　／
目標タイム　　　：
実際かかったタイム　：

7		2					9	5
	4	6	5			3		1
5	8			9		2	6	
	1		2		6			
		7				1		
			7		5		4	
	2	9		8			3	6
3		4			9	8	1	
8	6					9		4

クリアした番号をチェック 1 2 3 4 5 6 7 8 9

29

日　付　　　／　　　／
目標タイム　　　：
実際かかったタイム　　：

	2	1			6			
9				1	4	6		
3					2		5	
			4			5	6	7
	7						3	
6	9	5			3			
	4		1					6
		8	3	6				2
			9			1	8	

クリアした番号をチェック： 1 2 3 4 5 6 7 8 9

日　付　　／　　／

目標タイム　　：　　：

実際かかったタイム　　：　　：

30

2	4						9	5
6		9	3		5	4		8
		3				1		
	9		6		4		7	
	2		9		7		3	
		2				7		
4		8	2		6	5		3
1	5						8	2

クリアした番号をチェック	1	2	3	4	5	6	7	8	9

31

日　付　　／　　／

目標タイム　：　：

実際かかったタイム　：　：

3			8			1		5
		9	4	3		2		
	6						4	9
2	5		9	1				
	3		2	5	7		9	
				6	8		1	2
5	8						6	
		1		4	9	8		
9		3			1			4

クリアした番号をチェック	1	2	3	4	5	6	7	8	9

日　付　/　/

目標タイム　：　：

実際かかったタイム　：　：

32

	4			3			6	
5		2	6		4	3		8
	7			2			9	
	6			5			4	
1		7	4		9	2		6
	5			1			3	
	2			4			7	
6		5	1		7	4		3
	1			6			8	

クリアした番号をチェック	1	2	3	4	5	6	7	8	9

33

日　付　　／　　／

目標タイム　　：　：

実際かかったタイム　　：　：

3		6			4	8		
			8			7		
5		8		6			4	9
	6			2	8			3
		5	7	1	6	9		
8			9	4			7	
9	5			7		1		6
		2			9			
		7	3			2		4

クリアした番号をチェック	1	2	3	4	5	6	7	8	9

34

日　付　　/　　/

目標タイム　　：　：

実際かかったタイム　　：　：

1					8	2		
			9	2		8		
			5				4	3
	3	1	2		9			5
	8			1			6	
7			8		4	3	2	
6	4				7			
		2		4	5			
		8	3					6

クリアした番号をチェック	1	2	3	4	5	6	7	8	9

35

日　付　　/　　/

目標タイム　　:　　:

実際かかったタイム　　:　　:

	9		4		1		2	
4				7				1
	1		3		8		6	
7		6	8		3	9		2
	4						8	
8		9	6		5	4		3
	7		1		9		4	
1				8				9
	3		7		2		5	

クリアした番号をチェック	1	2	3	4	5	6	7	8	9

日　付　／　／

目標タイム　：　：

実際かかったタイム　：　：

36

3		5				2		9
	4			1			7	
1			6		9			3
		9	2		6	5		
	7						9	
		2	8		7	4		
7			5		3			6
	8			6			5	
6		1				7		8

クリアした番号をチェック	1	2	3	4	5	6	7	8	9

37

日　付　　　/　　/
目標タイム　　　　：　：
実際かかったタイム　：　：

	3	6		9	5			1
8		2					9	
9	1		4				5	
		3		5				8
1				3		6		5
6				7		4		
	4				2		1	6
		8					3	2
3			5	6		8	9	

クリアした番号をチェック　1　2　3　4　5　6　7　8　9

38

日　付　　　　／　　／
目標タイム　　　：
実際かかったタイム　：

6		3	2		9	5		4
	2		4		1		8	
		1				2		
1	7						5	2
				8				
2	3						4	7
		6				1		
	1		6		5		9	
8		2	9		7	4		3

クリアした番号をチェック　1　2　3　4　5　6　7　8　9

39

日　付　　/　　/

目標タイム　　:　　:

実際かかったタイム　　:　　:

	1						9	
8		3	7		9	6		1
	5		6		2		4	
	7	4		3		5	6	
			9		7			
	6	1		2		8	3	
	9		3		1		5	
1		6	2		5	9		4
	2						8	

クリアした番号をチェック	1	2	3	4	5	6	7	8	9

日　付	／　／
目標タイム	：　：
実際かかったタイム	：　：

40

2		3					4		9
				4		1			
5				2		3			6
	9	7			5		2	1	
				1	2	4			
	4	2			7		5	3	
3				8		2			5
				7		6			
7		1					8		3

クリアした番号をチェック: 1 2 3 4 5 6 7 8 9

41

日　付　　/　　/

目標タイム　　：　：

実際かかったタイム　　：　：

	4	5	8		1			9
2						4		
8		6		3			7	
9			1					4
		2				6		
3					7			8
	2			9		7		5
		4						2
5			4		8	1	6	

クリアした番号をチェック	1	2	3	4	5	6	7	8	9

日　付　　／　　／

目標タイム　　：　：

実際かかったタイム　　：　：

42

8	3	4	6					
6				4	1	9	2	
1				5		3	6	
5					3		8	
	2	8				1	4	
	4		7					5
	6	3		8				9
	5	7	2	3				6
					6	5	3	2

クリアした番号をチェック	1	2	3	4	5	6	7	8	9

43

日　付　　　／　　／
目標タイム　　：　：
実際かかったタイム　：　：

	9	1		8	2			
8							4	
3			7		9			1
8		3		9		4		6
			3	1	5			
7		1		6		5		3
4			9		6			2
	3						6	
	5	4		3	1			

クリアした番号をチェック 1 2 3 4 5 6 7 8 9

日　付　　　／　　／

目標タイム　　　：　：

実際かかったタイム　：　：

44

6	4						8	2
2		9		4		6		3
	8		6		2		7	
	4					3		
	6						1	
	8					2		
	5		3		1		9	
9		3		8		5		4
8	2						3	7

クリアした番号をチェック　1　2　3　4　5　6　7　8　9

45

日　付　　/　　/

目標タイム　　：　：

実際かかったタイム　　：　：

			4			7		
		3	9			6		
5	9			2			1	
			6		5		3	7
		2				5		
3	5		2		4			
	3			1			7	9
		7			8	4		
		5			6			

クリアした番号をチェック	1	2	3	4	5	6	7	8	9

日　付　/　/

目標タイム　:　:

実際かかったタイム　:　:

46

	8		9		5		3	
9		4	3		7			2
	3							
8	5			9			1	3
3	6			5			2	7
							9	
6			7		9	3		4
	4		6		2		7	

クリアした番号をチェック	1	2	3	4	5	6	7	8	9

47

日　付　　/　　/

目標タイム　：　：

実際かかったタイム　：　：

9	8		1		2		7	4
				9				
5	6						8	1
8				6				5
	5		3		1		6	
3				2				7
4	2						9	6
				7				
7	3		4		6		1	2

クリアした番号をチェック	1	2	3	4	5	6	7	8	9

日　付　／　／

目標タイム　：　：

実際かかったタイム　：　：

48

4			6		8			1
	5	6		1		4	2	
			5		9			
1		8				2		4
	2						8	
7		5				9		3
			8		4			
	8	4		3		6	5	
2			9		7			8

クリアした番号をチェック	1	2	3	4	5	6	7	8	9

49

日　付　　/　　/

目標タイム　　：　：

実際かかったタイム　　：　：

	1	4		6		9	5	
		6	7		8	4		
7								6
	8			1			6	
1			6		2			4
	6			3			2	
2								5
		1	9		6	8		
	3	9		4		7	1	

クリアした番号をチェック	1	2	3	4	5	6	7	8	9

日　付　／　／

目標タイム　：　：

実際かかったタイム　：　：

50

	7		1	4	3		9	
4			2		6			5
		9				3		
3	4						8	1
2								7
8	5						3	6
		8				6		
5			8		1			9
	6		5	3	9		2	

クリアした番号をチェック	1	2	3	4	5	6	7	8	9

51

日　付　　　/　　/
目標タイム　　　　：　：
実際かかったタイム　：　：

7		2		5		8		6
	8						7	
		3		2		9		
			1		8			
9		1				2		7
			7		2			
		6		3		1		
	4						3	
2		9		7		5		8

クリアした番号をチェック　1 2 3 4 5 6 7 8 9

日　付　　/　　/

目標タイム　　：　：

実際かかったタイム　　：　：

52

				7	3		1	
			6	1				7
		2			8			
	2		5			4		6
5	7						3	2
1		6			2		5	
			1			3		
8				2	5			
	6		4	9				

クリアした番号をチェック	1	2	3	4	5	6	7	8	9

53

日　付　　　/　　/
目標タイム　　　:　　:
実際かかったタイム　　　:　　:

			2	6	5			
	2	9				6	3	
	4			3			5	
3				1				6
6		4				3		9
1				5				4
	6			7			8	
	8	5				2	6	
			6	4	8			

クリアした番号をチェック： 1　2　3　4　5　6　7　8　9

日　付　／　／

目標タイム　：　：

実際かかったタイム　：　：

54

	3		7	9	8		2	
7	5		3	2	6		9	1
		9				6		
	7		9		1		4	
		3				8		
8	9		2	6	4		3	5
	2		5	1	3		7	

クリアした番号をチェック	1	2	3	4	5	6	7	8	9

55

日　付　　/　　/

目標タイム　　:　　:

実際かかったタイム　　:　　:

7	8		9					1
				3		8		2
	6		1		8			
		9				6		7
	5						2	
8		3				5		
			3		4		8	
5		6		8				
1					2		4	5

クリアした番号をチェック	1	2	3	4	5	6	7	8	9

56

日　付　/　/

目標タイム　:　:

実際かかったタイム　:　:

1		6	5		4	8		3
7		9		6		1		2
5			2		9			8
		2				3		
9			4		3			6
4		8		3		2		9
2		7	9		1	6		4

クリアした番号をチェック	1	2	3	4	5	6	7	8	9

57

日　付　　／　　／

目標タイム　：　：

実際かかったタイム　：　：

	3			6		9		
7		6			9		3	
	1					4		2
				2			8	
5								7
	6			3				
9		8					2	
	7		2			5		1
		1		5			9	

クリアした番号をチェック	1	2	3	4	5	6	7	8	9

日　付　　／　　／

目標タイム　　：　：

実際かかったタイム　　：　：

58

	9		3		2		1	
4		3				5		9
	5						8	
2				8				7
			5	1	3			
8				6				5
	8						5	
1		7				8		3
	2		4		8		7	

クリアした番号をチェック	1	2	3	4	5	6	7	8	9

59

日　付　　/　　/

目標タイム　　：　：

実際かかったタイム　　：　：

		7		5		8		
	1		4		7		2	
4		8		6		7		3
	4						7	
8		1				9		2
	3						8	
7		4		1		5		6
	5		2		9		3	
		9		4		2		

クリアした番号をチェック	1	2	3	4	5	6	7	8	9

日　付　／　／

目標タイム　：　：

実際かかったタイム　：　：

60

	5	4	6		8	3	9	
		1	5		9	2		
7								5
	8						2	
		9		6		4		
	6						5	
1								2
		5	8		2	7		
	2	3	7		1	6	8	

クリアした番号をチェック	1	2	3	4	5	6	7	8	9

61

日　付　　/　　/
目標タイム　　:　　:
実際かかったタイム　　:　　:

7				6				4
		3				7		
	8		1		2		3	
		1	5		8	3		
5								2
		4	6		7	9		
	1		7		9		4	
		2				1		
6				8				3

クリアした番号をチェック	1	2	3	4	5	6	7	8	9

日　付　／　／

目標タイム　：　：

実際かかったタイム　：　：

62

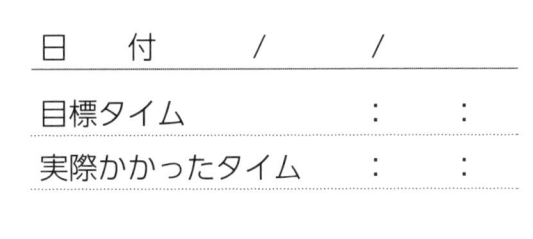

2			1		7			9
		9				5		
	8		3		6		4	
7		2				8		1
				7				
8		6				2		7
	3		6		4		2	
		8				9		
4			8		9			3

クリアした番号をチェック	1	2	3	4	5	6	7	8	9

63

日　付　　/　　/

目標タイム　　：　：

実際かかったタイム　　：　：

1		4				6		9
			5		7			
		9		1		8		
	5	6				1	9	
	4						2	
	8	7				5	6	
		3		6		9		
			9		4			
6		5				2		7

クリアした番号をチェック	1	2	3	4	5	6	7	8	9

64

日　付　　　／　　／
目標タイム　　：　：
実際かかったタイム　：　：

1			5		6			2
		6		9		4		
	3			1			6	
3				5				4
	6	4	7		3	1	8	
2				8				6
	5			3			4	
		8		4		6		
4			1		2			8

クリアした番号をチェック: 1 2 3 4 5 6 7 8 9

65

日　付　　/　　/

目標タイム　　:　　:

実際かかったタイム　　:　　:

	3			7			6	
7		4				8		5
	2		4		8		3	
		2				9		
8				9				1
		6				4		
	1		3		4		9	
2		3				1		6
	5			1			2	

クリアした番号をチェック	1	2	3	4	5	6	7	8	9

解答

- ① ～ ⑥ ……… P.84
- ⑦ ～ ⑫ ……… P.85
- ⑬ ～ ⑱ ……… P.86
- ⑲ ～ ㉔ ……… P.87
- ㉕ ～ ㉚ ……… P.88
- ㉛ ～ ㊱ ……… P.89
- ㊲ ～ ㊷ ……… P.90
- ㊸ ～ ㊽ ……… P.91
- ㊾ ～ 54 ……… P.92
- 55 ～ 60 ……… P.93
- 61 ～ 65 ……… P.94

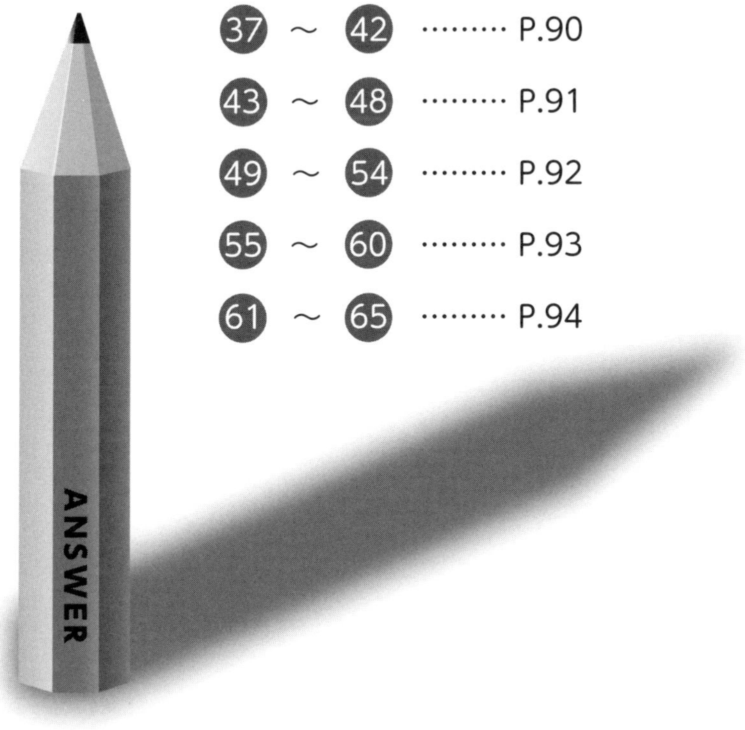

ANSWER

01

8	1	4	7	9	3	2	5	6
2	9	7	8	6	5	4	1	3
3	5	6	1	2	4	9	7	8
6	4	8	9	3	7	1	2	5
5	7	9	2	1	8	3	6	4
1	2	3	5	4	6	7	8	9
9	3	1	6	8	2	5	4	7
4	8	5	3	7	1	6	9	2
7	6	2	4	5	9	8	3	1

02

3	8	9	7	6	5	4	1	2
2	7	5	9	4	1	6	8	3
1	6	4	2	8	3	9	7	5
9	4	6	1	3	8	5	2	7
5	2	3	4	9	7	8	6	1
8	1	7	5	2	6	3	4	9
7	3	1	6	5	4	2	9	8
6	9	8	3	1	2	7	5	4
4	5	2	8	7	9	1	3	6

03

6	2	4	5	7	1	9	3	8
5	9	7	4	8	3	1	2	6
8	3	1	9	2	6	5	7	4
1	5	2	8	9	7	6	4	3
4	6	3	1	5	2	8	9	7
7	8	9	3	6	4	2	5	1
2	4	5	7	1	8	3	6	9
3	1	6	2	4	9	7	8	5
9	7	8	6	3	5	4	1	2

04

4	5	9	1	7	2	8	6	3
7	1	6	3	5	8	2	4	9
3	8	2	6	4	9	5	1	7
2	4	8	9	1	7	6	3	5
9	3	5	8	6	4	7	2	1
1	6	7	2	3	5	9	8	4
8	2	4	7	9	1	3	5	6
6	9	1	5	2	3	4	7	8
5	7	3	4	8	6	1	9	2

05

9	8	3	6	4	2	5	7	1
1	4	6	7	8	5	3	9	2
2	5	7	3	9	1	4	6	8
6	7	4	1	2	9	8	5	3
3	1	9	8	5	7	6	2	4
5	2	8	4	3	6	9	1	7
8	6	1	9	7	4	2	3	5
4	9	2	5	1	3	7	8	6
7	3	5	2	6	8	1	4	9

06

4	7	5	2	9	6	3	8	1
8	6	9	4	1	3	5	2	7
1	2	3	5	8	7	6	4	9
2	8	1	3	6	9	7	5	4
5	3	7	8	4	1	9	6	2
6	9	4	7	5	2	8	1	3
7	1	6	9	2	8	4	3	5
9	4	2	6	3	5	1	7	8
3	5	8	1	7	4	2	9	6

ANSWER

07

9	1	7	6	8	2	4	3	5
5	4	2	3	1	9	6	8	7
3	6	8	4	7	5	1	2	9
6	8	5	1	9	3	7	4	2
2	7	9	5	4	6	8	1	3
4	3	1	7	2	8	9	5	6
7	9	4	2	5	1	3	6	8
1	2	6	8	3	7	5	9	4
8	5	3	9	6	4	2	7	1

08

4	5	8	3	2	9	1	6	7
6	1	9	4	8	7	3	5	2
7	2	3	5	6	1	4	9	8
8	6	7	1	3	5	2	4	9
1	3	2	6	9	4	7	8	5
9	4	5	2	7	8	6	3	1
5	7	1	9	4	6	8	2	3
2	9	4	8	1	3	5	7	6
3	8	6	7	5	2	9	1	4

09

5	8	4	7	2	3	6	9	1
2	6	3	8	1	9	4	7	5
9	1	7	6	5	4	8	3	2
4	9	8	2	7	1	5	6	3
7	5	2	3	9	6	1	8	4
6	3	1	4	8	5	7	2	9
3	7	9	1	4	8	2	5	6
8	4	5	9	6	2	3	1	7
1	2	6	5	3	7	9	4	8

10

1	5	4	3	7	6	9	8	2
3	9	8	4	2	1	5	6	7
6	7	2	5	9	8	1	4	3
9	6	5	2	3	7	8	1	4
7	8	1	6	4	9	2	3	5
2	4	3	8	1	5	6	7	9
8	2	7	1	5	4	3	9	6
5	1	9	7	6	3	4	2	8
4	3	6	9	8	2	7	5	1

11

2	9	6	1	4	3	7	5	8
8	4	3	9	5	7	2	6	1
7	5	1	2	8	6	3	4	9
6	8	2	3	1	4	5	9	7
9	7	4	5	2	8	6	1	3
3	1	5	6	7	9	8	2	4
4	6	9	8	3	5	1	7	2
1	3	7	4	6	2	9	8	5
5	2	8	7	9	1	4	3	6

12

9	6	4	3	2	8	5	7	1
1	7	8	5	6	9	4	3	2
2	5	3	1	4	7	9	6	8
3	1	5	8	7	4	6	2	9
6	4	9	2	3	1	8	5	7
8	2	7	6	9	5	3	1	4
5	8	2	9	1	6	7	4	3
7	3	6	4	8	2	1	9	5
4	9	1	7	5	3	2	8	6

ANSWER

13

1	6	2	7	5	4	9	8	3
5	4	9	2	8	3	1	7	6
8	3	7	9	6	1	5	2	4
7	5	1	8	4	6	3	9	2
9	8	4	1	3	2	6	5	7
3	2	6	5	7	9	4	1	8
6	1	5	4	2	8	7	3	9
4	9	8	3	1	7	2	6	5
2	7	3	6	9	5	8	4	1

14

2	4	5	1	7	3	9	6	8
7	9	3	8	2	6	1	4	5
1	6	8	9	4	5	2	3	7
9	8	6	7	3	2	4	5	1
5	7	1	4	6	9	3	8	2
4	3	2	5	8	1	7	9	6
6	2	9	3	1	8	5	7	4
8	5	7	2	9	4	6	1	3
3	1	4	6	5	7	8	2	9

15

1	9	3	4	8	5	2	7	6
5	6	4	2	9	7	1	3	8
2	8	7	1	6	3	5	9	4
3	2	9	5	4	6	7	8	1
7	1	6	3	2	8	4	5	9
4	5	8	7	1	9	6	2	3
6	3	1	9	5	2	8	4	7
9	4	5	8	7	1	3	6	2
8	7	2	6	3	4	9	1	5

16

1	3	9	7	5	2	6	4	8
7	4	5	6	8	9	2	3	1
6	2	8	1	4	3	7	5	9
4	6	7	5	1	8	3	9	2
5	8	3	2	9	4	1	7	6
9	1	2	3	7	6	5	8	4
8	7	6	4	2	5	9	1	3
2	9	1	8	3	7	4	6	5
3	5	4	9	6	1	8	2	7

17

6	7	3	5	2	4	9	1	8
9	2	4	1	8	6	5	7	3
5	1	8	3	7	9	6	2	4
4	8	5	9	1	7	3	6	2
2	6	1	4	3	5	8	9	7
3	9	7	8	6	2	4	5	1
8	4	6	7	9	1	2	3	5
1	3	2	6	5	8	7	4	9
7	5	9	2	4	3	1	8	6

18

3	4	6	5	2	8	1	9	7
5	2	9	1	6	7	4	3	8
8	7	1	9	3	4	5	6	2
7	1	4	3	8	6	2	5	9
6	5	8	2	9	1	7	4	3
2	9	3	4	7	5	8	1	6
4	3	2	7	5	9	6	8	1
1	8	7	6	4	3	9	2	5
9	6	5	8	1	2	3	7	4

ANSWER

19

7	5	9	4	2	1	8	3	6
6	1	3	5	7	8	4	9	2
4	8	2	9	6	3	7	1	5
3	6	8	2	9	5	1	7	4
1	4	5	6	8	7	9	2	3
9	2	7	1	3	4	5	6	8
2	9	1	8	4	6	3	5	7
8	3	6	7	5	9	2	4	1
5	7	4	3	1	2	6	8	9

20

8	7	2	1	9	6	3	5	4
5	9	4	2	8	3	1	6	7
1	3	6	7	4	5	8	2	9
4	6	8	5	7	9	2	3	1
9	1	7	8	3	2	5	4	6
3	2	5	4	6	1	7	9	8
2	8	9	3	1	4	6	7	5
7	4	3	6	5	8	9	1	2
6	5	1	9	2	7	4	8	3

21

5	6	3	7	1	4	8	9	2
8	7	1	2	3	9	4	5	6
2	9	4	6	8	5	7	1	3
1	3	8	5	6	2	9	7	4
9	4	6	1	7	3	2	8	5
7	2	5	9	4	8	3	6	1
6	8	9	3	2	1	5	4	7
4	1	2	8	5	7	6	3	9
3	5	7	4	9	6	1	2	8

22

7	4	6	8	1	9	5	3	2
1	2	9	5	6	3	7	8	4
8	5	3	7	2	4	9	1	6
4	9	8	3	5	1	2	6	7
3	6	5	9	7	2	8	4	1
2	1	7	4	8	6	3	5	9
9	8	4	1	3	7	6	2	5
5	7	2	6	4	8	1	9	3
6	3	1	2	9	5	4	7	8

23

8	5	1	6	2	4	3	9	7
7	4	9	1	8	3	6	5	2
3	2	6	9	7	5	1	4	8
6	9	8	3	4	1	2	7	5
5	7	2	8	6	9	4	3	1
1	3	4	2	5	7	8	6	9
2	6	5	7	3	8	9	1	4
9	8	7	4	1	6	5	2	3
4	1	3	5	9	2	7	8	6

24

1	7	6	2	9	4	5	8	3
8	5	9	1	7	3	6	2	4
2	4	3	6	8	5	1	9	7
4	3	2	8	1	9	7	6	5
9	8	1	7	5	6	4	3	2
5	6	7	3	4	2	8	1	9
7	2	4	9	6	1	3	5	8
3	1	8	5	2	7	9	4	6
6	9	5	4	3	8	2	7	1

ANSWER

25

5	1	3	6	8	4	9	2	7
4	9	7	2	5	3	1	8	6
6	2	8	9	7	1	3	4	5
3	7	5	8	1	6	4	9	2
1	4	9	3	2	5	6	7	8
8	6	2	4	9	7	5	3	1
7	3	1	5	4	8	2	6	9
9	8	6	1	3	2	7	5	4
2	5	4	7	6	9	8	1	3

26

3	7	2	5	6	8	1	4	9
4	6	5	1	2	9	8	7	3
9	1	8	3	7	4	6	5	2
1	9	3	2	5	7	4	8	6
5	8	7	9	4	6	2	3	1
2	4	6	8	1	3	7	9	5
8	2	1	4	3	5	9	6	7
7	3	9	6	8	1	5	2	4
6	5	4	7	9	2	3	1	8

27

6	1	9	3	4	7	5	2	8
5	3	7	6	8	2	4	9	1
2	8	4	5	1	9	7	3	6
9	6	1	4	5	3	2	8	7
3	4	8	7	2	6	9	1	5
7	5	2	1	9	8	3	6	4
8	9	5	2	6	4	1	7	3
4	7	6	9	3	1	8	5	2
1	2	3	8	7	5	6	4	9

28

7	3	2	8	6	1	4	9	5
9	4	6	5	7	2	3	8	1
5	8	1	3	9	4	2	6	7
4	1	8	2	3	6	7	5	9
6	5	7	9	4	8	1	2	3
2	9	3	7	1	5	6	4	8
1	2	9	4	8	7	5	3	6
3	7	4	6	5	9	8	1	2
8	6	5	1	2	3	9	7	4

29

4	2	1	5	3	6	7	9	8
9	5	7	8	1	4	6	2	3
3	8	6	7	9	2	4	5	1
1	3	2	4	8	9	5	6	7
8	7	4	6	5	1	2	3	9
6	9	5	2	7	3	8	1	4
5	4	9	1	2	8	3	7	6
7	1	8	3	6	5	9	4	2
2	6	3	9	4	7	1	8	5

30

2	4	7	8	6	1	3	9	5
6	1	9	3	7	5	4	2	8
5	8	3	4	2	9	1	6	7
3	9	5	6	8	4	2	7	1
7	6	4	1	3	2	8	5	9
8	2	1	9	5	7	6	3	4
9	3	2	5	1	8	7	4	6
4	7	8	2	9	6	5	1	3
1	5	6	7	4	3	9	8	2

ANSWER

31

3	4	2	8	9	6	1	7	5
7	1	9	4	3	5	2	8	6
8	6	5	1	7	2	3	4	9
2	5	8	9	1	4	6	3	7
1	3	6	2	5	7	4	9	8
4	9	7	3	6	8	5	1	2
5	8	4	7	2	3	9	6	1
6	7	1	5	4	9	8	2	3
9	2	3	6	8	1	7	5	4

32

8	4	1	9	3	5	7	6	2
5	9	2	6	7	4	3	1	8
3	7	6	8	2	1	5	9	4
2	6	8	7	5	3	1	4	9
1	3	7	4	8	9	2	5	6
4	5	9	2	1	6	8	3	7
9	2	3	5	4	8	6	7	1
6	8	5	1	9	7	4	2	3
7	1	4	3	6	2	9	8	5

33

3	7	6	1	9	4	8	5	2
2	9	4	8	3	5	7	6	1
5	1	8	2	6	7	3	4	9
7	6	9	5	2	8	4	1	3
4	3	5	7	1	6	9	2	8
8	2	1	9	4	3	6	7	5
9	5	3	4	7	2	1	8	6
1	4	2	6	8	9	5	3	7
6	8	7	3	5	1	2	9	4

34

1	6	7	4	3	8	2	5	9
3	5	4	9	2	6	8	1	7
8	2	9	5	7	1	6	4	3
4	3	1	2	6	9	7	8	5
2	8	5	7	1	3	9	6	4
7	9	6	8	5	4	3	2	1
6	4	3	1	8	7	5	9	2
9	7	2	6	4	5	1	3	8
5	1	8	3	9	2	4	7	6

35

6	9	3	4	5	1	8	2	7
4	8	5	2	7	6	3	9	1
2	1	7	3	9	8	5	6	4
7	5	6	8	4	3	9	1	2
3	4	1	9	2	7	6	8	5
8	2	9	6	1	5	4	7	3
5	7	8	1	3	9	2	4	6
1	6	2	5	8	4	7	3	9
9	3	4	7	6	2	1	5	8

36

3	6	5	4	7	8	2	1	9
9	4	8	3	1	2	6	7	5
1	2	7	6	5	9	8	4	3
4	1	9	2	3	6	5	8	7
8	7	6	1	4	5	3	9	2
5	3	2	8	9	7	4	6	1
7	9	4	5	8	3	1	2	6
2	8	3	7	6	1	9	5	4
6	5	1	9	2	4	7	3	8

ANSWER

89

37

4	3	6	7	9	5	2	8	1
8	5	2	6	1	3	9	4	7
9	1	7	4	2	8	6	5	3
2	7	3	9	5	4	1	6	8
1	9	4	3	8	6	7	2	5
6	8	5	2	7	1	4	3	9
7	4	9	8	3	2	5	1	6
5	6	8	1	4	9	3	7	2
3	2	1	5	6	7	8	9	4

38

6	8	3	2	7	9	5	1	4
5	2	7	4	6	1	3	8	9
9	4	1	5	3	8	2	7	6
1	7	8	3	9	4	6	5	2
4	6	5	7	8	2	9	3	1
2	3	9	1	5	6	8	4	7
7	9	6	8	4	3	1	2	5
3	1	4	6	2	5	7	9	8
8	5	2	9	1	7	4	6	3

39

6	1	2	8	4	3	7	9	5
8	4	3	7	5	9	6	2	1
7	5	9	6	1	2	3	4	8
2	7	4	1	3	8	5	6	9
3	8	5	9	6	7	4	1	2
9	6	1	5	2	4	8	3	7
4	9	8	3	7	1	2	5	6
1	3	6	2	8	5	9	7	4
5	2	7	4	9	6	1	8	3

40

2	1	3	5	6	7	4	8	9
9	7	6	4	8	1	3	5	2
5	8	4	2	9	3	1	7	6
6	9	7	3	5	8	2	1	4
8	3	5	1	2	4	6	9	7
1	4	2	6	7	9	5	3	8
3	6	9	8	1	2	7	4	5
4	5	8	7	3	6	9	2	1
7	2	1	9	4	5	8	6	3

41

7	4	5	8	6	1	2	3	9
2	1	3	5	7	9	4	8	6
8	9	6	2	3	4	5	7	1
9	6	7	1	8	2	3	5	4
4	8	2	9	5	3	6	1	7
3	5	1	6	4	7	9	2	8
1	2	8	3	9	6	7	4	5
6	3	4	7	1	5	8	9	2
5	7	9	4	2	8	1	6	3

42

8	3	4	6	9	2	7	5	1
6	7	5	3	4	1	9	2	8
1	9	2	8	5	7	3	6	4
5	1	9	4	2	3	6	8	7
7	2	8	5	6	9	1	4	3
3	4	6	7	1	8	2	9	5
2	6	3	1	8	5	4	7	9
9	5	7	2	3	4	8	1	6
4	8	1	9	7	6	5	3	2

ANSWER

43

5	6	9	1	4	8	2	3	7
1	8	7	6	3	2	9	4	5
3	2	4	7	5	9	6	8	1
8	5	3	2	9	7	4	1	6
2	4	6	3	1	5	8	7	9
7	9	1	8	6	4	5	2	3
4	1	8	9	7	6	3	5	2
9	3	2	5	8	1	7	6	4
6	7	5	4	2	3	1	9	8

44

6	4	1	5	7	3	9	8	2
2	7	9	1	4	8	6	5	3
3	8	5	6	9	2	4	7	1
7	9	4	2	1	5	3	6	8
5	6	2	8	3	4	7	1	9
1	3	8	9	6	7	2	4	5
4	5	7	3	2	1	8	9	6
9	1	3	7	8	6	5	2	4
8	2	6	4	5	9	1	3	7

45

8	2	1	4	6	3	7	9	5
4	7	3	9	5	1	6	8	2
5	9	6	8	2	7	3	1	4
1	4	9	6	8	5	2	3	7
7	6	2	1	3	9	5	4	8
3	5	8	2	7	4	9	6	1
6	3	4	5	1	2	8	7	9
2	1	7	3	9	8	4	5	6
9	8	5	7	4	6	1	2	3

46

2	8	6	9	4	5	7	3	1
9	1	4	3	6	7	5	8	2
7	3	5	8	2	1	6	4	9
8	5	7	2	9	6	4	1	3
4	9	2	1	7	3	8	6	5
3	6	1	4	5	8	9	2	7
1	7	3	5	8	4	2	9	6
6	2	8	7	1	9	3	5	4
5	4	9	6	3	2	1	7	8

47

9	8	3	1	5	2	6	7	4
1	7	4	6	9	8	2	5	3
5	6	2	7	3	4	9	8	1
8	4	1	9	6	7	3	2	5
2	5	7	3	4	1	8	6	9
3	9	6	8	2	5	1	4	7
4	2	8	5	1	3	7	9	6
6	1	5	2	7	9	4	3	8
7	3	9	4	8	6	5	1	2

48

4	7	9	6	2	8	5	3	1
8	5	6	7	1	3	4	2	9
3	1	2	5	4	9	8	7	6
1	9	8	3	7	5	2	6	4
6	2	3	4	9	1	7	8	5
7	4	5	2	8	6	9	1	3
5	3	7	8	6	4	1	9	2
9	8	4	1	3	2	6	5	7
2	6	1	9	5	7	3	4	8

ANSWER

49

8	1	4	2	6	3	9	5	7
9	2	6	7	5	8	4	3	1
7	5	3	1	9	4	2	8	6
3	8	2	4	1	7	5	6	9
1	9	5	6	8	2	3	7	4
4	6	7	5	3	9	1	2	8
2	4	8	3	7	1	6	9	5
5	7	1	9	2	6	8	4	3
6	3	9	8	4	5	7	1	2

50

6	7	5	1	4	3	8	9	2
4	8	3	2	9	6	7	1	5
1	2	9	7	8	5	3	6	4
3	4	7	6	5	2	9	8	1
2	9	6	3	1	8	5	4	7
8	5	1	9	7	4	2	3	6
9	1	8	4	2	7	6	5	3
5	3	2	8	6	1	4	7	9
7	6	4	5	3	9	1	2	8

51

7	9	2	3	5	4	8	1	6
5	8	4	6	1	9	3	7	2
6	1	3	8	2	7	9	4	5
4	2	7	1	9	8	6	5	3
9	6	1	5	4	3	2	8	7
3	5	8	7	6	2	4	9	1
8	7	6	9	3	5	1	2	4
1	4	5	2	8	6	7	3	9
2	3	9	4	7	1	5	6	8

52

6	4	9	2	7	3	8	1	5
3	8	5	6	1	4	2	9	7
7	1	2	9	5	8	6	4	3
9	2	8	5	3	1	4	7	6
5	7	4	8	6	9	1	3	2
1	3	6	7	4	2	9	5	8
4	5	7	1	8	6	3	2	9
8	9	1	3	2	5	7	6	4
2	6	3	4	9	7	5	8	1

53

7	1	3	2	6	5	9	4	8
5	2	9	7	8	4	6	3	1
8	4	6	9	3	1	7	5	2
3	7	8	4	1	9	5	2	6
6	5	4	8	2	7	3	1	9
1	9	2	3	5	6	8	7	4
9	6	1	5	7	2	4	8	3
4	8	5	1	9	3	2	6	7
2	3	7	6	4	8	1	9	5

54

4	3	1	7	9	8	5	2	6
9	6	2	1	4	5	7	8	3
7	5	8	3	2	6	4	9	1
1	8	9	4	3	2	6	5	7
5	7	6	9	8	1	3	4	2
2	4	3	6	5	7	8	1	9
8	9	7	2	6	4	1	3	5
3	1	5	8	7	9	2	6	4
6	2	4	5	1	3	9	7	8

ANSWER

55

7	8	2	9	4	6	3	5	1
9	1	4	5	3	7	8	6	2
3	6	5	1	2	8	4	7	9
4	2	9	8	1	5	6	3	7
6	5	1	4	7	3	9	2	8
8	7	3	2	6	9	5	1	4
2	9	7	3	5	4	1	8	6
5	4	6	7	8	1	2	9	3
1	3	8	6	9	2	7	4	5

56

1	2	6	5	9	4	8	7	3
3	8	4	1	2	7	9	6	5
7	5	9	3	6	8	1	4	2
5	6	3	2	7	9	4	1	8
8	4	2	6	1	5	3	9	7
9	7	1	4	8	3	5	2	6
4	1	8	7	3	6	2	5	9
6	9	5	8	4	2	7	3	1
2	3	7	9	5	1	6	8	4

57

4	3	5	1	6	2	9	7	8
7	2	6	4	8	9	1	3	5
8	1	9	3	7	5	4	6	2
3	9	7	5	2	1	6	8	4
5	8	2	9	4	6	3	1	7
1	6	4	8	3	7	2	5	9
9	5	8	6	1	4	7	2	3
6	7	3	2	9	8	5	4	1
2	4	1	7	5	3	8	9	6

58

6	9	8	3	5	2	7	1	4
4	1	3	8	7	6	5	2	9
7	5	2	1	4	9	3	8	6
2	6	5	9	8	4	1	3	7
9	7	4	5	1	3	2	6	8
8	3	1	2	6	7	9	4	5
3	8	6	7	9	1	4	5	2
1	4	7	6	2	5	8	9	3
5	2	9	4	3	8	6	7	1

59

2	6	7	9	5	3	8	4	1
5	1	3	4	8	7	6	2	9
4	9	8	1	6	2	7	5	3
6	4	2	8	9	1	3	7	5
8	7	1	5	3	4	9	6	2
9	3	5	7	2	6	1	8	4
7	2	4	3	1	8	5	9	6
1	5	6	2	7	9	4	3	8
3	8	9	6	4	5	2	1	7

60

2	5	4	6	7	8	3	9	1
8	3	1	5	4	9	2	6	7
7	9	6	1	2	3	8	4	5
5	8	7	3	1	4	9	2	6
3	1	9	2	6	5	4	7	8
4	6	2	9	8	7	1	5	3
1	7	8	4	9	6	5	3	2
6	4	5	8	3	2	7	1	9
9	2	3	7	5	1	6	8	4

ANSWER

61

7	2	9	3	6	5	8	1	4
1	6	3	8	9	4	7	2	5
4	8	5	1	7	2	6	3	9
2	9	1	5	4	8	3	6	7
5	7	6	9	1	3	4	8	2
8	3	4	6	2	7	9	5	1
3	1	8	7	5	9	2	4	6
9	5	2	4	3	6	1	7	8
6	4	7	2	8	1	5	9	3

62

2	6	4	1	5	7	3	8	9
3	1	9	4	8	2	5	7	6
5	8	7	3	9	6	1	4	2
7	4	2	5	6	3	8	9	1
1	9	3	2	7	8	4	6	5
8	5	6	9	4	1	2	3	7
9	3	5	6	1	4	7	2	8
6	2	8	7	3	5	9	1	4
4	7	1	8	2	9	6	5	3

63

1	7	4	8	2	3	6	5	9
8	6	2	5	9	7	4	3	1
5	3	9	4	1	6	8	7	2
3	5	6	2	7	8	1	9	4
9	4	1	6	3	5	7	2	8
2	8	7	1	4	9	5	6	3
4	1	3	7	6	2	9	8	5
7	2	8	9	5	4	3	1	6
6	9	5	3	8	1	2	4	7

64

1	4	9	5	7	6	8	3	2
5	2	6	3	9	8	4	1	7
8	3	7	2	1	4	5	6	9
3	8	1	6	5	9	2	7	4
9	6	4	7	2	3	1	8	5
2	7	5	4	8	1	3	9	6
6	5	2	8	3	7	9	4	1
7	1	8	9	4	5	6	2	3
4	9	3	1	6	2	7	5	8

65

9	3	8	5	7	1	2	6	4
7	6	4	9	3	2	8	1	5
5	2	1	4	6	8	7	3	9
1	7	2	6	4	5	9	8	3
8	4	5	2	9	3	6	7	1
3	9	6	1	8	7	4	5	2
6	1	7	3	2	4	5	9	8
2	8	3	7	5	9	1	4	6
4	5	9	8	1	6	3	2	7

ANSWER

おわりに

　全ての問題を解き終わった方は、さぞ清々しい達成感を味わっていることでしょう。逆に、解けずについ解答を見てしまった方は、「あぁ、そうだったか」と悔しい思いをしていることでしょう。
　どちらにしろ、更なる欲求が湧いてきているのではないでしょうか。「もっと解きたい」「次こそは」と。
　ナンプレは初心者から上級者まで、幅広く楽しめるパズルです。自分に合った問題を選び、自分のペースでこれからも楽しんでいただきたいと願っています。
　いざ、チャレンジ！

【編著者紹介】
エデュケーショナルパズル研究会

教育パズルの楽しさ・素晴らしさを大人や子どもたちに伝えたいと日夜活動している作家集団。

デザイン・DTP ● Team-MO2

・・

脳に活力を与える最強トレーニング 数字パズル やさしいナンプレ編

2016年3月12日　第1刷発行

編著者●エデュケーショナルパズル研究会 ©
発行人●新沼光太郎
発行所●株式会社いかだ社
　　　　〒102-0072　東京都千代田区飯田橋 2-4-10　加島ビル
　　　　Tel.03-3234-5365 Fax.03-3234-5308
　　　　E-mail　info@ikadasha.jp
　　　　ホームページ URL　http://www.ikadasha.jp/
　　　　振替・00130-2-572993
印刷・製本　株式会社ミツワ
乱丁・落丁の場合はお取り換えいたします。
© 2016 Educational Puzzle Kenkyuukai　Printed in Japan
ISBN978-4-87051-459-1
本書の内容を権利者の承諾なく、営利目的で転載・複写・複製することを禁じます。

・・